Dr. Thomas Hofacker

Das vergessene Anti-Krebs-Vitamin:

Der D-Faktor

Und welche Krankheiten dieses einzigartige Gesundwunder sonst noch bekämpft

bekämpft

→ Krebs
→ Multiple Sklerose
→ Herzkrankheiten
→ Osteoporose

und, und, und …

Inhalt

Einleitung

Schon unsere Urahnen erkrankten durch Mangel an „Sonnenschein-Vitamin"

Schon vor 500.000 Jahren scheinen die ersten Einwanderer aus Afrika nach Europa, der sog. Homo erectus, unter Infektionskrankheiten wie etwa der Tuberkulose gelitten zu haben.

Der Grund, so vermuten Wissenschaftler einer multinationalen Forschergruppe um den Anthropologen John Kappelmann (1) von der Universität Texas:

Die Urmenschen jener Zeit waren noch auf ihrem Wanderzug von Afrika in den Norden. Aus dem sonnigen Süden kommend war der Homo erectus noch dunkelhäutig und konnte dadurch nur wenig Vitamin D produzieren, da das dunkle Hautpigment Melanin die ultravioletten Strahlen der Sonne blockiert. Die UV-Strahlung ist zu etwa 90 % verantwortlich für die Produktion von Vitamin D in der menschlichen Haut, das dem Immunsystem bei der Abwehr von Infektionen hilft. Auf dem Weg in den Norden, wo die Intensität der UV-Strahlen geringer ist, fiel dieser Mangel besonders stark ins Gewicht.

In der westlichen Türkei hatten Forscher Spuren einer Tuberkulose-Erkrankung an einem Schädel eines Urmenschen, eines jungen Mannes der Art Homo erectus entdeckt.

Auch eine soeben vorab erschienene Studie mit Einwanderern nach Australien unterstreicht die vorbeugende Wirkung von Vitamin D bei Tuberkulose.

Bereits in der Antike waren sich die Menschen der positiven und gesundheitsfördernden Wirkung der Sonnenstrahlen bewusst. Nicht umsonst wurde der Gott „Helios" im antiken Griechenland so stark verehrt. Auch zu Beginn des 19. bis zum 20. Jahrhundert hatte die Heliotherapie viele Befürworter. 1903 erhielt der Däne Niels Finsen für seine Therapieerfolge bei der Behandlung von Tuberkulose den Nobelpreis. Genauso der deutsche Bakteriologe Robert Koch im Jahr 1905. Der Kinderarzt Huldschinsky (2) aus Berlin heilte mit Hilfe der Sonnentherapie 15 Jahre später in Berlin an Rachitis erkrankte Kinder. Und nicht zuletzt machte sich Dr. Auguste Rollier im 1. Weltkrieg als „Wunderheiler" bei Kriegsverletzungen einen Namen. Und das ganz ohne Antibiotikum.

Mittlerweile hat sich die Einstellung gegenüber der Sonne leider dramatisch gewandelt. In den Vordergrund wird vor allem die gesundheitliche Gefährdung der Sonnenstrahlen gestellt. Die Industrie wie auch die Dermatologen haben bei dieser Negativ-Kampagne eine nicht zu vernachlässigende Rolle gespielt. Aber dazu später mehr.

Was früher mit nachweislichem Erfolg zu Heilzwecken herangezogen wurde, wird heutzutage also verteufelt. Warum ich Ihnen das erzähle? Ganz einfach: Natürlich ist ein übermäßiger Aufenthalt in der Sonne schädlich. Aber ebenso schädlich ist das, was wir in unserer Gesellschaft tun, für unseren Körper. Nahezu 90 % des Tages verbringen wir heutzutage in geschlossenen Räumen. Und dadurch passiert genau das, was momentan zu beobachten ist: Viele Menschen leiden unter Sonnenmangel und damit unter einer Vielzahl von Zivilisationskrankheiten, die dadurch

Warum Vitamin D für Ihren Körper so wichtig ist

Vitamin D ist die Vorstufe (Provitamin) für eine Reihe von Hormonen, die entscheidend für den Knochenbau, eine gesunde Zellstruktur und ein funktionierendes Nerven- und Muskelsystems ist. Der menschliche Körper kann dieses Provitamin selbst herstellen. Voraussetzung dafür ist aber eine ausreichende Bestrahlung der Haut mit Sonnenlicht. Ist diese nicht gegeben, muss Vitamin D über ergänzende Präparate aufgenommen werden.

Seit jeher ist bekannt, dass Vitamin D unerlässlich für starke Knochen ist. Wie jüngste Forschungen ergeben haben, kann der Vitalstoff aber noch viel mehr: So bewahrt er Sie vor Krebs, Allergien und sogar einer Herzschwäche.

hervorgerufen werden. Die Liste reicht von Krebs bis hin zu Depressionen, Osteoporose und Herzkrankheiten. Und in den meisten Fällen wird die Ursache gar nicht erkannt: Nämlich ein Licht- und dadurch hervorgerufen ein starker Vitamin-D-Mangel!

Diese Erkenntnisse werden durch eine amerikanische Studie aus dem Jahr 1997 aus der sonnenarmen Region rund um Boston gestützt. Fast 45 % der Studienteilnehmer litten an Vitamin-D-Mangel. Und schon lange ist bekannt, dass Menschen, die in sonnigeren Klimabereichen leben, viel seltener an Krebs- und Organerkrankungen und auch Herzkrankheiten leiden (3) . Aber wie nun an das notwendige Maß Sonnenstrahlen und damit Vitamin D gelangen, wenn es Ihnen aus beruflichen oder anderen Gründen nicht möglich ist?

Die Antwort, wie Sie an die heilende Kraft der Sonne gelangen, ist ganz einfach: Nutzen Sie auch für sich die vergessene Kraft des Super-Vitamins! Der größten Bombe gegen Krebs (4), Diabetes (5), Multiple Sklerose (6, 7), Osteoporose (8) und Herzkrankheiten (9)!

Vitamin D – jetzt vermehrt auch Bedeutung in der Krebsprävention?

Vitamin D beeinflusst als Vorstufe hormonartiger Wirkstoffe die Regulation des Calcium- und Phosphathaushaltes. Es fördert die Calciumaufnahme aus der Nahrung und vermindert dessen Ausscheidung über die Niere. Eine ausreichende Versorgung mit Vitamin D ist somit entscheidend für einen gesunden Knochenbau und beugt Mangelerkrankungen wie Rachitis vor. Neuere Studien belegen jetzt auch einen Einfluss von Vitamin D auf die Entstehung bestimmter Krebsformen und die Überlebensrate nach einer Operation, berichtet heute die Gesellschaft für Ernährungsmedizin und Diätetik e.V. aus Aachen.

Der Begriff Vitamin D bezeichnet eine Reihe von Verbindungen mit Vitaminaktivität. Zu nennen sind Vitamin D (Ergosterol), welches pflanzlicher Herkunft ist, das Vitamin D (Cholecalciferol) tierischen Ursprungs und das Steroidhormon 1,25-Dihydroxycholecalciferol. Sir Mellanby entdeckte 1919 das fettlösliche Vitamin D, als es ihm gelang, Rachitis bei Hunden zu heilen. Drei Jahre später wendete der Berliner Kinderarzt Huldschinsky UV-Strahlen mit ähnlichem Erfolg an. Es folgte die Erkenntnis, dass ultraviolette Strahlung und Wärmeeinwirkung Cholesterol in Vitamin D umwandeln. Aus diesem Grunde zählt Vitamin D laut Definition nicht zu den Vitaminen, da der Organismus es unter Sonneneinstrahlung selbst produzieren kann.

Die aktive Form des Vitamin D, die im Körper wirksam ist, ist das Calciferol. Dieses ist verantwortlich für die Aufnahme von Calcium aus dem Darm sowie für die Einlagerung des Calciums in die Knochen. Eine Unterversorgung über einen längeren Zeitraum kann zur Mangelerkrankung Rachitis führen und andere wichtige Immunfunktionen beeinträchtigen. Die Hauptaufgabe von Vitamin D ist die Aufrechterhaltung der Calcium- und Phosphat-Homöostase. Dadurch herrscht im Knochen ein Gleichgewicht zwischen Demineralisation und Mineralisation wobei das Vitamin D für die Bereitstellung des Calciums sorgt. Auch Darm, Nieren und Nebenschilddrüse sind wichtige Zielorgane von Vitamin D. Besonders reichlich ist Vitamin D in Lebertran, Aal und Hering enthalten. Der Bedarf ist vor allem davon abhängig, wie viel Vitamin D durch Eigensynthese gebildet wird.

Verschiedene Studien weisen nun auf einen Zusammenhang zwischen einer gesteigerten Aufnahme von Vitamin D und der Eindämmung bestimmter Krebsformen hin. So fanden Forscher heraus, dass eine hohe Vitamin-D-Menge im Körper bei Lungenkrebspatienten die Überlebenswahrscheinlichkeit nach Operationen erhöht. Entscheidend ist dabei die Menge des zugeführten Vitamins zum Zeitpunkt der Operation. Eine erhöhte Zufuhr – durch Sonneneinstrahlung und Nahrungsmittel beziehungsweise Nahrungsergänzungsmitteln – kann so die Überlebenswahrscheinlichkeit des Krebspatienten steigern.

In einer weiteren Studie fanden US-Forscher heraus, dass Personen mit hohen Mengen des Zwischenprodukts 25-Hydroxy-Vitamin D im Blut ein geringeres Risiko für Brustkrebs (10) aufwiesen. Ähnliches gilt für Darmkrebs (11): Je höher die Werte an 25-Hydroxy-Vitamin D im Blut, desto geringer das Risiko, an Darmkrebs zu erkranken. Dies konnte auch in einer weiteren Studie bestätigt werden. Es liegen jedoch auch Untersuchungen mit gegenteiligen Ergebnissen vor. Dort findet sich bezüglich der Auftretenshäufigkeit von Darmkrebs kein signifikanter Zusammenhang zwischen Frauen, die erhöhte Mengen an Calcium und Vitamin D im Vergleich zur Placebo Gruppe zu sich nahmen. Einen eindeutigen Zusammenhang gibt es demnach bislang nicht. Ergänzende Untersuchungen auf diesem Gebiet können aber weitere, wichtige Ergebnisse bringen.

Ein kurzer Überblick über die vielfältige Wirkung von Vitamin D

Vitamin D schützt Ihren Körper vor:

- Krebs (Brustkrebs (10), Dickdarmkrebs (11), Prostata (12)- und Eierstockkrebs (13))
- Herzkrankheiten (14)
- Bluthochdruck (14)
- Autoimmunkrankheiten (z. B. Morbus Crohn (15), Multiple Sklerose, Diabetes, Lupus ehrythematodes (16))
- Knochenkrankheiten wie Osteoporose
- Depressionen (17)
- Tuberkulose (18)
- Rachitis (19)
- Hautkrankheiten (Beispiel: Psoriasis (20))

Kaum eine Wirkung, die Vitamin D nicht erzielt – fantastisch! Und auch Sie sollten davon profitieren! Aber lesen Sie selbst, warum und wie phantastisch auch Ihnen das Super-Vitamin helfen kann!

Leiden Sie auch unter der Zivilisationskrankheit Vitamin-D-Mangel?

Es gibt eigentlich keine Bevölkerungsgruppe, die heutzutage nicht unter dieser Zivilisationskrankheit leidet. Da sind zunächst die Menschen, die sich nur sehr selten in der Sonne aufhalten. Sie tragen das größte Risiko, an Vitamin-D-Mangel zu leiden. Und mal ganz ehrlich: tun wir das nicht alle? Berufstätige, die die meiste Zeit des Tages in geschlossenen Räumen verbringen, junge Mütter, die hauptsächlich im Haus arbeiten und sich auch dort aufhalten. Alle Wege werden mit dem Auto oder in der Bahn zurückgelegt. Selbst der Gang zum Supermarkt wird schnell mit dem Auto erledigt. Verständlich, dass unsere Haut so keine Chance mehr hat, das nötige Sonnenlicht zu erhaschen.

Und selbst wenn die Sonne dann mal scheint und wir Zeit hätten, sie zu genießen, wird alles getan, um ja keinen Sonnenstrahl zu erhaschen: Wegen der hochstilisierten Gefahr von Hautkrebs wird der direkte Kontakt mit der Sonne oft gemieden.

Wir bedecken uns mit Tüchern, langärmliger Kleidung und der Rest der Haut wird mit Sonnencreme zugekleistert. Ein echtes Dilemma, denn bis zu 90 % des benötigten Vitamin D wird naturgemäß in der Haut mit Hilfe der Sonne gebildet. Aber unsere Gesellschaft und Lebensform lässt uns und unserer Haut dazu leider keine Chance.

Ursächlich für einen Vitamin-D-Mangel ist also vor allem zu wenig Sonnenlicht. Gerade die Wintermonate sind besonders gefährlich.

Hunderttausende hat er in den vergangenen Wochen schon erwischt und es werden noch einige mehr bis zum Ende des Winters: Der Norovirus. Er tritt plötzlich auf mit Durchfall und Erbrechen und verschwindet im Regelfall nach ein bis zwei Tagen ebenso plötzlich. Einer der Gründe, weshalb dieser tückische Virus immer zu dieser Zeit im Jahr auftritt, ist der „Vitamin-D-Winter". Bei vielen Menschen in unserem Land sind inzwischen die im Sommer durch die Sonneneinstrahlung auf der Haut eingelagerten Vorräte an Vitamin D aufgebraucht, die Regulierung der Immunantwort des Körpers auf den Virus funktioniert daher nicht mehr richtig und es kommt zum Ausbruch der Krankheit. In einer bisher nur online veröffentlichten Studie hat der führende internationale Vitamin-D-Forscher, William B. Grant, vom Sunlight, Nutrition, and Health Research Center (SUNARC) in San Francisco diesen Zusammenhang für Großbritannien nachgewiesen. Der Norovirus schlägt ganz überwiegend dort zu, so das Ergebnis der Untersuchungen von Prof. Grant, wo der Vitamin-D-Serumspiegel im Blut besonders niedrig ist. Das Vitamin D – tatsächlich in seiner aktiven Form ein Hormon mit der Bezeichnung Calcitriol (1,25-dihydroxyvitamin D) –, das zu etwa 90 % durch UVB-Strahlen in der Haut gebildet wird, regt die Produktion eines antibakteriellen Peptids, des Cathelicidin (LL-37) an, das seinerseits die Bekämpfung des Virus steuert. Grant kommt zu dem Ergebnis, dass eine ausreichende Versorgung der Bevölkerung mit Vitamin D auch im Winter durch Nahrungsergänzung oder künstliche Besonnung der Norovirus-Epidemie die Spitze abbrechen würde (21).

In der Wissenschaft nennt man diese Zeit „Vitamin-D-Winter". Denn in dieser Zeit steht die Sonne so tief, dass nicht genügend UVB-Strahlung die Erde erreicht. Dadurch kann der Körper nicht genügend mit Vitamin D versorgt werden. Viele Menschen befällt daher nicht umsonst der „Winterblues". Auch ein Effekt der eingeschränkten körpereigenen Vitamin-D-Bildung. Bestätigt wird dies durch eine Langzeituntersuchung, die von dem norwegischen Staatsinstitut für Luft- und Klimaforschung in Tromsö ausgeführt wurde. Die Studie, von der EU beauftragt und im Juni 2007 veröffentlicht (21a), belegt, dass alle Gebiete nördlich des 52. Breitengrades in den Monaten Oktober bis März nicht genügend Licht bekommen. Der 52. Breitengrad verläuft übrigens genau durch Deutschland. Und zwar entlang der nördlichen Grenze des Ruhrgebiets, weiter durch Bielefeld und dann 60 km südlich von Berlin Richtung Osten. Leben Sie also nördlich dieser Linie, müssen Sie damit rechnen, unter einem besonders hohen Vitamin-D-Mangel zu leiden.

Amerikanische Forscher haben jetzt herausgefunden, dass der Vitamin-D-Winter sogar viel weiter südlich beginnt. Ihrer Meinung nach kann schon südlich des 42. Breitengrads (Boston, Rom, Barcelona) in den Wintermonaten kein nennenswertes Vitamin D mehr über die Haut gebildet werden. Selbst nicht in den Strahlen der Mittagssonne. Damit fällt Deutschland zu 100 % in die Region, in der die Menschen unter den Mangelerscheinungen leiden. Und das verstärkt in den dunklen Monaten des Jahres.

Außerdem leben viele Menschen in Ballungsgebieten, unter einer UVB-Licht filternden Smogglocke. Und die ist nicht nur in den heißen Sommermonaten vorhanden, wenn es sogar so schlimm wird, dass man sie förmlich riecht.

Grundsätzlich sind vor allem ältere Menschen stark gefährdet. Einerseits verlassen viele Ältere sehr selten ihre Wohnung. Andererseits nimmt die Fähigkeit, Vitamin D aus Sonnenlicht zu produzieren, im Alter rapide ab (22).

Aber auch genetische Ursachen oder andere Funktionsstörungen des Körpers können eine Ursache für einen Vitamin-D-Mangel sein. Leiden Sie an einer der im Folgenden genannten Erkrankungen, ist Ihr Körper nicht in der Lage, genügend Vitamin D umzuwandeln. Auch bestimmte Personengruppen leiden typischerweise unter einem Vitamin-D-Mangel:

- Niereninsuffizienz (23)
- Langzeitbehandlung mit Kortison (24), z. B. bei Rheuma

- Leberinsuffizienz (25)
- Fett-Malabsorptionssyndrom (26) (Fettaufnahme aus der Nahrung ist gestört) bedingt durch Morbus Crohn, Mukoviszidose, Zölakie, Leber- und Dünndarmerkrankungen
- dunkler Teint, der die wichtige UVB-Strahlung abschirmt
- Anfallskrankheiten wie beispielsweise Epilepsie (27)
- Vegetarische oder vegane Ernährung (28)
- bei starkem Alkoholkonsum, starkem Rauchen (29)
- bei längerer Einnahme von Schlafmitteln, Antiepileptika, Antikonvulsiva
- schwangere und stillende Frauen (30)
- Menschen, die längere Zeit bettlägerig sind oder sich wenig im Freien aufhalten bzw. einen Mangel an Sonnenlicht haben

Nimmt man all die Faktoren zusammen, kommt man zu dem erschreckenden Ergebnis, dass in Deutschland nach Expertenansicht weit mehr als die Hälfte der Menschen von Vitamin-D-Mangel betroffen sind (31). Wichtigster Grund ist tatsächlich zu wenig Sonnenlicht, beispielsweise durch übermäßige Arbeit im Innenbereich oder übertriebenen Sonnenschutz, so Prof. Jörg Reichrath vom Universitätsklinikum Homburg/Saar im Vorfeld einer Fachtagung (32).

Testen Sie sich selbst: Leiden auch Sie unter Vitamin-D-Mangel?		
	ja	nein
Halten Sie sich nur selten im Freien auf?	■	■
Tragen Sie, wenn Sie sich in der Sonne aufhalten, immer Make-up oder Sonnencreme auf?	■	■
Leiden Sie unter Muskelschwäche?	■	■
Leiden Sie unter Schmerzen in der Schulter, im Brustkorb oder in den Beinen?	■	■
Haben Sie gelegentlich Krampfzustände?	■	■
Nehmen Sie kein Multi-Vitamin-Präparat?	■	■
Ergänzen Sie Ihre Nahrung nicht durch Vitamin-Ergänzungspräparate?	■	■
Essen Sie ungern Pilze, Fisch oder Leber?	■	■
Sind Sie älter als 60 Jahre und meiden die Sonne?	■	■

Ihr persönliches Ergebnis:

Wenn Sie 3 oder mehr Fragen mit „Ja" beantwortet haben, besteht für Sie ein erhöhtes Risiko für eine Mangelversorgung mit Vitamin D. Sie sollten sofort aktiv werden und Ihrem Körper Vitamin D zuführen!

Was sich hinter „Vitamin D" versteckt

Vitamin D ist ein Sammelbegriff für mehrere Verbindungen mit Vitamin-D-Wirkung: Die Wichtigsten sind das in den Pflanzen vorkommende Vitamin D (Ergocalciferol) sowie das in tierischen Produkten enthaltene Vitamin D (Cholecalciferol). Vitamin D kann durch die Nahrung aufgenommen werden. Butter, Eier und fetthaltige Fischsorten, wie Hering, Makrele und Lachs sind beispielsweise Vitamin-D-Lieferanten. Gleichzeitig ist es aber das einzige Vitamin, dass der Körper selbst herstellen kann. Dies geschieht in der Haut unter Einwirkung von UV-Licht. Daher ist es auch als das „Sonnenschein-Vitamin" bekannt. Vitamin D ist allerdings kein Vitamin im eigentlichen Sinne, da es – im Gegensatz zu den echten Vitaminen – vom Körper selbst produziert werden kann. Definitionsgemäß sind Vitamine nämlich Substanzen, die der Körper selbst nicht herstellen kann, aber zum Leben benötigt und die daher zugeführt werden müssen. Bei Vitamin D ist es nun aber so, dass der Körper es unter Sonneneinstrahlung selbst herstellen kann. Denn Vitamin D kann durch den Körper aus Cholesterin selbst hergestellt werden. Voraussetzung für dafür ist eine ausreichende UV-Bestrahlung der Haut.

Ist unser Körper dem UV-Licht ausgesetzt, wird eine im Körper vorhandene Substanz in der Haut in eine inaktive Form von Vitamin D umgewandelt. Später wird das inaktive Vitamin D über das Blut in die Leber transportiert, wo es

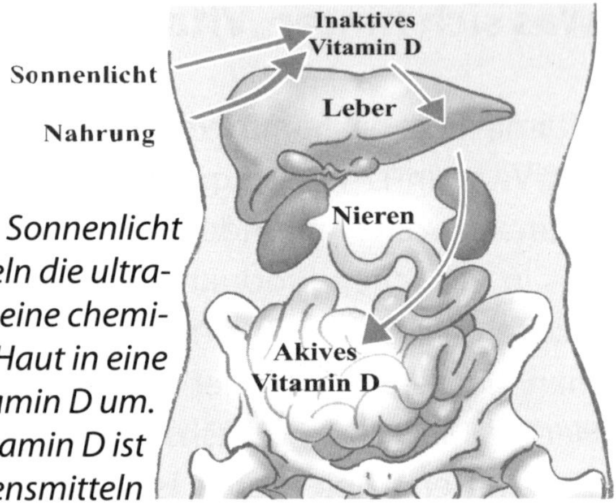

Wenn der Körper dem Sonnenlicht ausgesetzt ist, wandeln die ultravioletten Lichtstrahlen eine chemische Substanz in der Haut in eine „inaktive" Form von Vitamin D um. Diese Vorstufe des Vitamin D ist auch in einigen Lebensmitteln enthalten. Leber und Nieren sorgen dann für weitere chemische Umwandlungsprozesse. Dabei entsteht die „aktivierte" Form des Nährstoffs, das Vitamin D.

einen weiteren biochemischen Umwandlungsprozess durchläuft. Schließlich verwandeln die Nieren das Vitamin D in seine aktive Form, die im Organismus gebraucht wird.

In dieser aktiven Form kann das Vitamin D vielfach unterstützen. Vitamin D ist notwendig für die Einlagerung von Calcium und Phosphat in die Knochen und sorgt auf diese Weise für eine stabile Knochenarchitektur. Der amerikanische Forscher Prof. Michael F. Holick (33) geht sogar noch weiter: Damit der Mensch sich mit einem gesunden Skelett bewegen kann, braucht er von Geburt bis zum Lebensende unbedingt Vitamin D. Es ist aber auch für die Zahnbildung, die Hautstruktur und das Immunsystem wichtig. Es hilft, die Knochen-Stammzellen zu differenzieren, trägt zu einer ausgeglichenen Regulation des Calciumaufbaus wie des -abbaus bei und verhindert überschüssige Freisetzungen von Calcium aus den Knochen. Daher stört im Umkehrschluss ein Mangel an Vitamin D den Knochenstoffwechsel bzw. das Gleichgewicht von Calcium und Phosphaten.

Schon im 17. Jahrhundert waren die Knochenkrankheiten Rachitis (bei Kindern) und Osteomalazie (bei Erwachsenen) bekannt, durch die Knochen deformiert werden können. Seit dem 18. Jahrhundert setzte man Lebertran erfolgreich gegen Rachitis ein. Im 19. Jahrhundert wurde die Krankheit als Lichtmangelkrankheit erkannt. Dass ursächlich für die Wirkung des Lebertrans das enthaltene Vitamin D war, wurde jedoch erst in den 20er und 30er Jahren des 20. Jahrhunderts geklärt. Durch diese Erkenntnis konnten von nun an durch zusätzliche Gaben Vitamin D der Rachitis gezielt vorgebeugt werden. Der tägliche Löffel Lebertran gehört für viele Ältere nicht zu den angenehmsten Kindheitserinnerungen.

Tatsächlich ist es heutzutage so, dass die Fälle von Rachitis in unserer Gesellschaft wieder stark zunehmen. Betrachtet man diese vor dem Hintergrund der medizinischen Entwicklung, ist es eine mehr als bestürzende Tatsache. Rachitis ist also keineswegs ein Krankheitsphänomen der letzten Jahrhunderte, sondern eine aktuelle Bedrohung. Der Grund ist auch hier im Vitamin-D-Mangel zu suchen, den die Mütter Ihren Säuglingen direkt weiterreichen.

Diese Aufgaben hat Vitamin D außerdem für unseren Stoffwechsel:

- nimmt Calcium und Phosphor im Dünndarm auf
- fördert die Rückgewinnung von Calcium und Phosphor aus dem Urin in der Niere
- bildet feste Knochensubstanz durch den Einbau von Calcium und Phosphor
- reguliert die Hautregeneration
- schützt die Hautzellen vor UV-Schäden
- regt die Selbstzerstörung (Apoptose) von beschädigten bzw. kranken Zellen an
- kontrolliert die Muskeltätigkeit
- überträgt Signale über die Nervenzellen (34) und -bahnen
- aktiviert die Immunabwehr (34a) gegen Krankheitserreger
- lenkt die Immunabwehr vom Angriff auf körpereigenes Gewebe ab
- kontrolliert den Blutdruck und den Elektrolythaushalt

Bei diesen vielfältigen Aufgaben übernimmt neben dem Vitamin D meist auch der Knochenbaustein Calcium als Katalysator und Informationsüberträger eine wichtige Rolle.

Auf diese vielfältige und bedeutsame Art und Weise kann Ihnen das Super-Vitamin helfen

Wie Sie vielleicht schon auf den ersten Seiten erahnen konnten, hat Vitamin D ein wunderbar vielfältiges Wirkungsspektrum. Jetzt möchte ich Ihnen genauer sagen, wie Vitamin D auch Ihrem Körper helfen kann. Wie das Super Vitamin Sie vor Krebs und Herzinfarkt und Schlaganfall schützt. Wie es Ihre Knochen jung und Ihr Immunsystem fit hält. Wie Sie damit Ihre Depressionen besiegen können. Würde eine Pharmafirma ein solches Medikament auf den Markt bringen, wäre es eine Sensation. Ich sage Ihnen aber: diesen Wirkstoff gibt es bereits, der für unsere Gesundheit eine so immense Bedeutung hat: das Power-Vitamin-D!

Die Wirkungsfelder des Vitamin D im Überblick:

- Knochen: hilft bei Rachitis, Osteomalazie (34a), Osteoporose
- Zellen: schützt vor Krebs
- Organe: schützt vor Herzinfarkt und Schlaganfall
- Autoimmunerkrankungen: unterstützt bei Morbus Crohn, Diabetes, Multipler Sklerose
- Psychische: steigert das Wohlbefinden und hilft bei Depressionen, PMS (35)

So hält Vitamin D Ihre Knochen jung

Mit dem „Sonnenschein-Vitamin" lebt man besser – und länger

Vitamin-D-Mangel verkürzt erheblich die Lebenszeit quer durch alle Bevölkerungsschichten, Altersgruppen und fördert Krankheiten. Mit diesem Ergebnis einer epidemologischen Studie an der bekannten Johns Hopkins University, Baltimore, USA, wird einmal mehr bestätigt, was auch für Europa in einer umfassenden Studie erst kürzlich festgestellt wurde: Eine ausreichende Versorgung mit dem „Sonnenschein-Vitamin" durch natürliche und künstliche Besonnung und/oder Nahrungsergänzung mindert das Risiko um bis zu 22 %, an Krankheiten wie – in diesem Fall – Krebs und Herz-Kreislauf-Erkrankungen zu sterben (3).

Um ein Krankheitsbild wie z. B. Osteoporose verstehen zu können, müssen Sie wissen, dass Knochen keine tote Masse sind. Im Gegenteil: Pro Jahr werden 20 bis 40 % unserer gesamten Knochenmasse ersetzt.

Ab dem 30. Lebensjahr tritt dann der Wendepunkt ein: Es kann nicht mehr so viel Knochenmasse aufgebaut werden, wie benötigt wird. Der Knochenabbau gewinnt die Überhand, mit der Folge, dass die Knochen brüchig werden. Dieser Effekt beschleunigt sich mit zunehmendem Alter.

Schlimmstenfalls führt dies zu einer Osteoporose; die Knochen brechen. Aber auch schon ein gestörter Knochenumbau kann zu gravierenden Erkrankungen wie Rachitis (bei Kindern) und Osteomalazie (im Erwachsenenalter) führen.

1. Osteoporose mit Vitamin D besiegen

Von Osteoporose sind nur Frauen betroffen. Ein Irrglauben. Auch Männer können daran erkranken. Frauen haben aber allerdings ein sehr viel größeres Risiko, da sie eine längere Lebenserwartung haben und von Geburt an mit weniger Knochenmasse ausgestattet sind.

Menschen, die Osteoporose haben, erleiden sehr schnell Knochenbrüche in den Gliedmaßen. Aber auch die Wirbel sind gefährdet sowie die Hüfte, was oft tödlich verläuft. Jährlich verursacht Osteoporose ca. 1,5 Mio. Knochenbrüche. Die größte Gefahr einer Osteoporose ist, dass sie lange unbemerkt bleiben kann. Erst zum Zeitpunkt, wenn der Knochen bricht, wird oft die Diagnose gestellt. Dann ist es in vielen Fällen leider schon zu spät.

Was aber führt zu dieser schmerzhaften und gefährlichen Knochenbrüchigkeit? Für den Knochenaufbau benötigt der Körper Calcium, das in den Knochen eingelagert wird. Es verleiht dem Knochen – vergleichbar mit Beton beim Hausbau – Stabilität. Fehlt dem Körper Calcium, entsteht Osteoporose.

Vielfach wird daher in der Werbung propagiert, Calcium zuzuführen. Das ist sicherlich sehr sinnvoll für die Gesundheit, aber bewirkt leider bei Osteoporose nicht den erwünschten Effekt. Ursache einer Osteoporose ist nämlich immer ein Vitamin-D-Mangel. Denn ohne Vitamin D kann der Körper das Calcium aus der Nahrung nicht resorbieren und so für den Knochaufbau verfügbar machen. Ein entscheidender Punkt, der bei einer Erkrankung oder der Vorbeugung von Osteoporose oft übersehen wird.

Was können Sie also tun, um der heimtückischen Krankheit vorzubeugen? Oder gar bei einer bereits bestehenden Osteoporose die Schmerzen zu bekämpfen, Ihre Knochen wieder zu stabilisieren und so Ihre Lebensqualität zurückzugewinnen?

Zunächst sollten Sie schon in jungen Jahren für einen ausreichenden Aufbau und Erhalt von Knochenmasse sorgen, damit Sie im Alter daraus „schöpfen" können. Wie das zu bewerkstelligen ist, ist einfach zu beantworten: Leben Sie gesund und aktiv und ergänzen Sie Ihre Nahrung mit Vitamin D, damit Ihnen dieser Vorsprung gelingt.

Aber selbst wenn Sie bereits an Osteoporose erkrankt sind, kann Ihnen Vitamin D wunderbar helfen, die Knochendichte zu verbessern und somit Knochenbrüchen vorzubeugen. In verschiedenen europäischen wie auch amerikanischen Studien ist dieser Zusammenhang belegt: Alle

Probanden, denen hochdosiertes Vitamin D verabreicht wurde, erlitten nur halb so viele Knochenbrüche wie die Studienteilnehmer, die Placebos bekamen. Sie sehen, wie einfach es ist, zu diesen wundervollen 50 % zu gehören und seine Gesundheit und Lebensfreude wiederzuerlangen.

2. Osteomalazie – Vitamin D bekämpft Ihre Schmerzen

Leiden Sie unter unerträglichen Gelenkschmerzen? Haben Sie am ganzen Skelett diffuse Schmerzempfindungen? Und fühlen sich Ihre Muskeln manchmal richtig schlapp an? Haben Sie diese Schmerzen an den Beinen, den Armen, der Brust, Wirbelsäule und am Becken? Und das dauerhaft? Dann sollten Sie sich schnellstmöglich auf die Erkrankung Osteomalazie hin untersuchen lassen. Und eine Sofort-Maßnahme ergreifen: Vitamin D in hohen Dosen einnehmen.

Denn auch für dieses Krankheitsbild ist ein Vitamin-D-Mangel verantwortlich und der Aufbau des Vitamin-D-Spiegels im Körper die einzige Möglichkeit, die Krankheit zu bekämpfen.

Der Begriff Osteomalazie stammt aus dem Griechischen und bedeutet übersetzt „Knochenerweichung". So wird die Krankheit oft auch umgangssprachlich genannt. Ganz korrekt ist es allerdings nicht. Bei der Osteomalazie tritt eine

Verringerung der Knochendichte aufgrund eines Vitamin-D-Mangels auf. Folge ist, dass zuwenig Calcium in den Knochen aufgenommen werden und ihm nicht notwendige Härte verleihen kann. Da ein Knochen sich permanent im Umbau befindet, wird der harte, mineralisierte Knochen abgebaut, aber anschließend nicht ersetzt. Der Knochen wird weich und drückt gegen die stark mit Nerven versorgte Knochenhülle. Das ist auch die Ursache für die Schmerzen, die besonders an den Körperstellen auftreten, die durch das Körpergewicht stärker beansprucht werden. Schreitet die Krankheit weiter fort, können sich die Knochen in den am meisten belasteten Regionen verbiegen. Häufig macht sich das durch eine Verschiebung der Wirbelsäule oder ein Absinken der Hüfte bemerkbar.

Auf Grund der guten medizinischen Erfahrungen, die der Vitamin-D-Papst Michael F. Holick in den USA gesammelt hat, empfehle ich Ihnen: Packen Sie das Übel an der Wurzeln an und verhelfen Sie sich selbst dazu, diese chronischen und unerträglichen Schmerzen zu bekämpfen. Ich rate Ihnen, in diesem Fall mittels sehr hoher Dosen Vitamin D den Mangelzustand auszugleichen. Das Vitamin D und seine heilende Wirkung wird Ihnen ein neues Lebensgefühl geben. Sie können wieder aktiv am Alltagsgeschehen teilnehmen und auch die schlaflosen Schmerznächte werden gelindert. Und noch etwas Positives: Wenn die Ursache der Osteomalazie behoben wurde, können ausgeprägte und besonders behindernde Verformungen des Bewegungsapparates unter Umständen durch einen chirurgischen Eingriff beseitigt werden.

Fazit:
Leiden Sie an einer durch Vitamin-D-Mangel verursachten Knochenerkrankung, sollten Sie dafür sorgen, Ihren Vitamin-D-Speicher schnellstens aufzufüllen. Durch eine Ernährungsumstellung, Sonnenbestrahlung oder Vitamin-D-Ergänzungspräparate aus dem Drogeriemarkt ist das jedoch nicht möglich. Wichtig ist, dass Sie ein hoch dosiertes Ergänzungsmittel aus natürlichen Substanzen einnehmen. Denn ansonsten besteht die Gefahr einer Vergiftung. Lassen Sie die Einnahme am besten auch ärztlich begleiten.

Mit dem Power-Vitamin D den Krebs besiegen

Zahlreiche Forschungsarbeiten belegen, dass Vitamin D nicht nur vor Osteoporose und Herzkrankheiten schützt. Es hat eine noch viel bedeutsamere Wirkung für unseren Körper: Es schützt vor Krebs! Diese bahnbrechende Erkenntnis ist erst seit relativ kurzer Zeit bekannt. Analysen haben in letzter Zeit aber immer deutlicher gezeigt: Je sonniger die Region – und damit einhergehend je besser die Versorgung mit Vitamin D – um so niedriger die Krebsrate!

Neuere Ergebnisse zeigen, warum Vitamin D diese ungeheure Kraft besitzt, den Körper selbst gegen Krebs zu schützen! Hauptursache dafür ist, dass die biologisch aktive Form des Vitamin D nicht nur in der Niere gebildet wird, sondern auch in einer ganzen Reihe verschiedener Gewebe. In diesen Geweben reguliert Vitamin D das Zellwachstum. Einerseits wird so die Zellteilung und -vermehrung (Zellproliferation) gehemmt, andererseits die Zellreifung aktiviert. Die Untersuchungsergebnisse sprechen dafür, dass diese durch Vitamin D ausgelösten Mechanismen in zahlreichen Geweben einer Krebsentstehung vorbeugen.

Der Zusammenhang zwischen Vitamin-D-Mangel und Dickdarm-, Prostata- und Brustkrebs wird durch eine Vielzahl weiterer Studien belegt: Diese Krebsarten treten auffallend häufiger in höheren Breitengraden auf. Und zwar, weil es dort auf Grund einer schwächeren Sonneneinstrahlung zu einer geringeren Vitamin-D-Bildung in der Haut kommt. Zusätzlich wird durch Studien gezeigt, dass bei einer ausreichenden Vitamin-D-Versorgung das Risiko für bestimmte Krebsarten (u.a. Dickdarmkrebs) deutlich minimiert ist. So zeigen beispielsweise wissenschaftliche Studien, dass 1000 IE (internationale Einheiten) Vitamin D das Darmkrebsrisiko um die Hälfte sinken lassen.

Erst 2002 veröffentlichten Ärzte des National Cancer Institutes ihre Forschungsergebnisse, die den direkten Zusammenhang zwischen Vitamin-D-Versorgung und Krebsprävention zeigen: Menschen, die viel im Freien arbeiten oder in sonnigem Klima leben, erkranken sehr viel unwahrscheinlicher an Krebs.

Mehr Belege sind wohl kaum nötig, um zu erkennen, dass Vitamin D die bis dato von der Pharmaindustrie noch nicht gefundene Wunderpille gegen Krebs ist!

Überleben mit dem „Sonnenschein-Vitamin"

Krebs-Patienten, deren Krankheit im Sommer und Herbst diagnostiziert wird, haben eine höhere Überlebenschance als Patienten mit Diagnosen im „Vitamin-D-Winter". Gleich mehrere Studien, die in diesen Wochen publiziert wurden, bestätigen den Zusammenhang von Sonne, Vitamin D und Überleben nach der Krebsdiagnose. Eine internationale

Forschungsgruppe am King`s College, London, analysierte mehr als eine Million Patientendaten aus Großbritannien auf den Zusammenhang der Jahreszeit der Krebsdiagnose (Brust-, Darm-, Lungen- und Prostatakrebs) (4), Intensität der Sonnenexposition und Überlebensraten mit eindeutigem Ergebnis: Vor allem bei Brust- und Lungenkrebs waren die Fünf-Jahres-Überlebenschancen deutlich größer bei Patienten, deren Krankheit im Sommer oder Herbst diagnostiziert wurde und/oder die in dieser Zeit besonders intensiv der Sonne ausgesetzt waren. Für Frauen war dieser Zusammenhang noch deutlicher als für die männlichen Patienten. Nach Meinung der Forscher ist dieses Ergebnis ein weiterer Nachweis dafür, dass das „Sonnenschein-Vitamin" das Wachstum von bösartigen Tumoren hemmt.

Ähnlich das Ergebnis einer norwegischen Studie über drei Jahre an der Universität von Oslo. Grund für die deutlichen saisonalen Unterschiede in der Überlebensrate bei Prostata-Krebs sei der höhere Vitamin-D-Spiegel (Calcidiol) in der sonnigen Jahreszeit und unmittelbar danach, wenn durch die UV-Strahlen im Körper produziertes Vitamin D noch in ausreichender Menge im Fettgewebe eingelagert ist. Je höher der Breitengrad, je ungünstiger also der Einfallswinkel der Sonnenstrahlen, desto höher das Risiko. Dieses Risiko gleichen die Menschen im Norden des Landes durch einen besonders hohen Konsum an fettem Fisch teilweise aus. Ob und in welchem Umfang der Rückgang der Vitamin-D-Versorgung im Winter und Frühjahr und damit das erhöhte Risiko bei Krebserkrankungen durch regelmäßig-mäßige künstliche Besonnung aufgefangen werden könnte, wird in der Studie nicht untersucht, aber in verschiedenen wissenschaftlichen Untersuchungen der letzten Monate bestätigt.

Mit dem „Sonnenschein-Vitamin" lebt man länger

Schon mit einer „normalen" Dosis an Vitamin D (zwischen 300 und 2.000 IU) als Nahrungsergänzung konsumiert, verlängert sich die Lebenszeit eines Menschen um eine beträchtliche Spanne (38). In einer umfassenden Meta-Studie untersuchten zwei der bekanntesten europäischen Krebsforscher, Philippe Autier aus Frankreich und Sara Gandini aus Italien, die „Überlebensraten" von 57 311 Teilnehmern unterschiedlicher Studien in den westlichen Industrieländern über einen Zeitraum von 5,7 Jahren und berücksichtigten dabei alle Todesursachen, d.h. nicht nur solche Krankheiten, für die bisher schon eine oft mehr als 50-prozentige Risikominderung durch ausreichende Vitamin-D-Versorgung festgestellt worden war. Selbst in dieser Breite ergab sich ein um 7 Prozentpunkte niedrigeres Risiko für die Menschen, die Vitamin-D-Zusätze erhalten hatten im Vergleich zu der Gruppe ohne solche Nahrungsergänzungen. Die Meta-Studie bezieht sich nur auf den relativ kleinen Teil der Vitamin-D-Aufnahme durch die Nahrung. Wesentlich größer dürfte der Unterschied sein, wenn man die ca. 90 % der Vitamin-D-Bildung im Körper durch UV-Bestrahlung der Haut in die Untersuchung einbeziehen würde. Harvard Professor Edward Giovanucci, selbst Autor etlicher Studien zum Thema, trägt den „Sonnenschein-Vitamin"-Aspekt in einem längeren Editorial in der gleichen Ausgabe der Zeitschrift nach.

Kein Zweifel mehr: Sonnenschein-Vitamin schützt und hilft bei vielen Krebserkrankungen

In einem der bisher wohl umfassendsten Versuche, die wissenschaftliche Literatur zum Thema UV-Strahlen, Vitamin D und Krebsprävention auszuwerten, kommen drei US-Wissenschaftler in der internationalen Fachzeitschrift „Current Medical Research and Opinion" zu einem eindeutigen Ergebnis: „Anstrengungen, die Versorgung mit Vitamin D zu verbessern, würde eine stark schützende Wirkung gegen die Entwicklung von Krebs (13) zur Folge haben. Die medizinische Forschung ist derzeit dabei, neue Empfehlungen für einen vernünftigen Umgang mit Sonnen-Exposition (UV-Bestrahlung) zu entwickeln, die weit höher liegen als bisher gedacht."

Mit Vitamin D Brustkrebs verhindern

Weltweit ist Brustkrebs (Mammakarzinom) mittlerweile die zweithäufigste Todesursache bei Frauen. Neben den körperlichen Auswirkungen hat eine Brustkrebserkrankung vielfach auch starke psychische Folgen auf die Erkrankten.

Auch hier ist die Zusammenwirkung von Sonnenlichtexposition, sprich Vitamin-D-Bildung, offensichtlich, wie eine Studie mit 1.000 Probanden am Mount Sinai Hospital in Toronto, Canada beweist (36). Denn vor allem bei Mädchen und jüngeren Frauen wirkt der Vitamin-D-Spiegel im Blut als Schutz vor dem Brustkrebs. Je länger und häufiger sich die Mädchen und Frauen im Alter von 10 bis 19 Jahren (in diesem Zeitraum entwickeln sich die Brustdrüsen) in der Sonne aufgehalten hatten, um so geringer ihr Risiko, später an Brustkrebs zu erkranken. Somit ist klar, dass Vitamin D Brustkrebs gar nicht erst entstehen lässt.

Andere Studien gehen aber noch weiter: Vitamin D kann Brustkrebs im Frühstadium sogar hemmen. So haben Forscher von der Universität von Kalifornien berechnet, dass eine optimale Versorgung mit Vitamin D dazu führen würde, jedes Jahr 350.000 Mammakarzinom-Erkrankungen zu verhindern (37). Weltweit. Und die Ergebnisse der Studie stützen sich auf statistisch signifikante Zahlen. Die Forscher legten Daten aus 15 Ländern der Welt zu Grunde, die dann auf insgesamt 177 weitere hochgerechnet wurden. Kein Ergebnis der amerikanischen Traumfabrik also! Bemerkenswert ist, dass vor allem die Menschen auf der nördlichen Halbkugel, also auch in Deutschland profitieren würden.

Eine weitere Studie der Universität von San Diego hat genau dies bestätigt: Je höher die Vitamin-D-Werte der teilnehmenden Frauen, um so geringer das Risiko, überhaupt an Brustkrebs zu erkranken.

Aus diesen Studien wie auch diversen anderen mit identischem Ergebnis kann man nur eine bedeutsame Erkenntnis ziehen: Vitamin D spielt einen entscheidende Rolle im Kampf gegen Brustkrebs! Behalten Sie als Fazit im Kopf: Frauen, die Ihren Körper hochdosiert mit Vitamin D versorgen, erkranken zu 50 % weniger an Mammakarzinom!

Beachten Sie aber auch: Um sich vor Brustkrebs zu schützen, müssten Sie mindestens Vitamin D in einer hohen Tagesmenge von bis zu 4.000 IE zu sich nehmen. Die meisten Vitamin-D-Präparate sind jedoch sehr viel geringer dosiert. Achten Sie beim Kauf also unbedingt auf ein hochdosiertes Präparat!

Vitamin D lässt Prostatakrebs keine Chance

Die Glatze: eine List der Evolution gegen den Prostata-Krebs?

Haarausfall und die männlich Glatze sind keineswegs Ausdruck eines Mangels, sondern notwendige Anpassung des Mannes an ein sonnenarmes Klima bei der Wanderung der Urmenschen aus dem sonnigen Süden in die nördlichen Gefilde. Die Glatze diente als „Sonnenfänger" für die kostbaren UV-Strahlen, die wiederum gebraucht wurden für die Bildung von Vitamin D in der Haut. Vitamin D dient aber, wie wir inzwischen wissen, als Schutz vor Prostata-Krebs (12).

Dieser ungewöhnlichen Vermutung geht jetzt der ungarische Mediziner und Ökologe Peter Kabai in einem Beitrag zur Fachzeitschrift Medical Hypotheses (Elsevier) nach. Kabai: „Die männliche Glatzenbildung … ist ein fein ausgewogener Mechanismus, entstanden als Abwehr gegen Prostata-Krebs."

Ebenso gut belegen Studien die Wirksamkeit von Vitamin D bei Prostatakrebs. Eine Erkrankung ist deshalb so gefährlich, weil es die Krebsart mit der höchsten Sterblichkeit ist. Jeder Vierte, der daran erkrankt, stirbt daran. Ist der Krebs operativ zu behandeln, ist die unangenehme Nachwirkung meist Impotenz und Inkontinenz. Dazu kommt, dass Prostatakrebs die dritthäufigste Todesursache bei Männern ist. Diese Fakten zusammengenommen, begreift man, wie wichtig es ist, vorzubeugen. Und wie wundervoll einfach es mit Vitamin D ist.

Auch bei dieser Krebsform wurde der direkte Zusammenhang zwischen der Sonnenbestrahlung der Haut und der damit einhergehenden Vitamin-D-Bildung und der Gefahr, an Prostatakrebs zu erkranken, bzw. der Chance, den Krebs zu überleben, mittels diverser Studien bewiesen: Je mehr Vitamin D, desto größer die Überlebenschance. Da nördlich des 40. Breitengrads (wie etwa auch in Deutschland) das Sonnenlicht im Winter und Frühjahr nicht ausreicht, um Vitamin D in der Haut zu bilden, kommt es bei einem erheblichen Teil der Bevölkerung zu einem Defizit an Vitamin D im Blut mit fatalen Folgen im Falle einer Krebserkrankung. Der Mangel führt dazu, dass sich Ihr Risiko, an Prostatakrebs zu erkranken, um 70 % erhöht (35). Und das, wo es so einfach wäre, den Körper mit Vitamin-D-Gaben zu schützen!

Die beachtenswerteste Langzeitstudie im Zusammenhang mit einer Prostatakrebs-Erkrankung unterteilte die Probanden in vier Gruppen. Diese Gruppen wurden gestaffelt dem Sonnenlicht ausgesetzt. Jede Gruppe bildete also unterschiedlich viel Vitamin D. Das beeindruckende Ergebnis: Die Gruppe, die im Körper am meisten Vitamin bilden konnte, weil sie am längsten der Sonne ausgesetzt war, hatte ein um zwei Drittel geringeres Risiko, an dem tückischen Krebs zu erkranken!

Die wirksamste Therapie gegen Darmkrebs: Vitamin D

An Darmkrebs können sowohl Männer als auch Frauen erkranken. Häufig verläuft auch diese Krebsart tödlich. Glücklicherweise mehren sich auch im Zusammenhang mit Darmkrebs seit Jahren die Belege, dass ein Vitamin-D-Mangel eine Darmkrebs-Erkrankung fördert. Die Belege, mit den unterschiedlichsten wissenschaftlichen Methoden erbracht, häufen sich seit Jahren: Ein Mangel an Vitamin D (25-Hydroxyvitamin D) Serum im Blut begünstigt die Entwicklung unter anderem von Darmkrebs (11).US-Wissenschaftler vom berühmten Dana-Farber Cancer Institute in Boston und ihre Kollegen werteten die riesigen Datenbestände zweier großer Studien aus, der Health Professionals Follow-up Study (HPFS) mit ausschließlich männlichen Probanden aus der Gesundheitsbranche und der Nurses' Health Study (NHS) mit weiblichen Probanden. Mit eindeutigem Ergebnis für alle Darmkrebsarten: Ausreichend Vitamin D schützt Männer wie Frauen vor Darmkrebs. In diesem Zusammenhang ist eine Veröffentlichung des „American Journal of Preventive Medicine" (38) brisant: Verfügt der Körper über ausreichend Vitamin D, verringert sich das Risiko, an Darmkrebs zu erkranken, um die Hälfte. Dies wird durch fünf Studien zum Thema Darmkrebs untermauert, bei denen die Daten von 1.400 Personen ausgewertet wurden. Die Konzentration von Vitamin D muss dabei ca. 1.300 IE Einheiten aufweisen, um diesen Effekt zu erzielen (39).

Der international angesehene Epidemiologe Cedric Garland von der Universität von Kalifornien in San Diego sieht damit Forschungen aus den 80er-Jahren bestätigt, die besagen, dass Darmkrebs in den sonnenarmen Nordoststaaten der USA doppelt so häufig auftrat wie im sonnigen Süden (40). Seither finden Forscher immer wieder Beweise für einen Zusammenhang zwischen Vitamin-D-Mangel und Krebs.

Lassen Sie Ihr Herz mit Vitamin D lange schlagen

Herzkrankheiten sind Todesursache Nummer 1 in der industrialisierten Welt. Meist verursacht ein zu hoher Blutdruck, auch Hypertonie genannt, die Herzbeschwerden der Patienten. Im schlimmsten Fall kann eine Hypertonie einen Herzinfarkt oder einen Schlaganfall auslösen.

Das „Sonnenschein-Vitamin" D – ganz überwiegend durch UV-Stahlen der Sonne oder im Solarium direkt im Körper aus Cholesterin gebildet – schützt vor Erkrankungen des Herz-Kreislauf-Systems (41), vor Herzinfarkt und Schlaganfall. Bei 1739 Teilnehmern aus der Framingham Offspring Langzeit-Studie – 55 % Frauen – analysierten Forscher der Harvard und Boston Universitäten die Entwicklung von Herz-Kreislauferkrankungen und stellten fest, dass Probanden mit einem Vitamin-D-Serumspiegel (25-dihydroxyvitamin D) im Blut von mehr als 15 ng/mL (Nanogramm pro Milliliter) ein bis zu 80 % geringeres Risiko hatten, an den Herz-Kreislauf-Gefäßen zu erkranken, als Probanden mit einem Vitamin-D-Spiegel von 10 ng/mL und weniger. Besonders deutlich war dieser Effekt bei Teilnehmern mit Bluthochdruck. Prof. Thomas J. Wang, Leiter der Forschungsgruppe sagte dazu in einem Interview: „Wir fanden heraus, dass Leute mit einem Vitamin-D-Defizit ein erhöhtes Herzinfarkt-, Schlaganfallrisiko und andere Herz-Kreislauf-Risiken aufwiesen". Zum Thema Bluthochdruck bestätigt eine im Februar 2008 online vorab veröffentlichte Harvard-Studie mit 28 886 Frauen mittleren Alters ebenfalls den Zusammenhang von Vitamin-D-Versorgung (hier allerdings nur über die Ernährung mit Milchprodukten) und reduziertem Bluthochdruck-Risiko. Bei Untersuchungen haben Forscher festgestellt, dass es einen direkten Zusammenhang zwischen dem Klimabereich und dem Blutdruck gibt. Erstaunliche Erkenntnis: Je näher ein Mensch am Äquator lebt und folglich mehr Sonne ausgesetzt ist, die Vitamin D im Körper bildet, desto niedriger die Blutdruckwerte. Im Umkehrschluss bedeutet dass, das ein niedriger Vitamin-D-Spiegel im Blut ursächlich für hohen Blutdruck ist. Wie aber ist das zu erklären?

Arterien und Venen sorgen für den Blutkreislauf in unserem Körper. Zu Bluthochdruck kommt es, wenn die Blutgefäße ihre Elastizität verlieren, das Blut übt mehr Druck auf die Wände aus. Folge ist, dass der Mensch unter Bluthochdruck leidet. Prof. Michael F. Holick fand in Studien über einen Zeitraum von neun Monaten heraus, dass sich der Blutdruck von Hochdruckpatienten mittels erhöhter Sonnenexposition, sprich erhöhter Vitamin-D-Bildung, erheblich senken ließ. Und zwar mit der gleichen Wirkung wie blutdrucksenkende Medikamente. Nur ohne die oft schädlichen Nebenwirkungen. Sie können Ihrem Herzen also ganz einfach und äußerst wirkungsvoll helfen, wenn Sie dafür sorgen, dass Ihr Körper ausreichend mit Vitamin D versorgt ist.

Auch die chronische Herzschwäche (Herzinsuffizienz) ist relativ weit verbreitet. Ursächlich für diese Herzkrankheit ist, dass der Hohlmuskel im Herzen so stark geschwächt ist, dass er die Organe und Muskeln nicht ausreichend mit Blut versorgen kann. Tückisch an der Herzinsuffizienz ist, dass Erkrankte anfangs unter keinen spürbaren Symptomen leiden. Schreitet die Krankheit fort, sind die ersten Symptome schnelle Ermüdungserscheinungen, Atemnot und eine hohe Pulsfrequenz. Auf Grund der mangelhaften Durchblutung werden auch die Organe nicht richtig versorgt und arbeiten eingeschränkt. Folge: Die Niere kann den Körper nicht richtig entwässern. Der Körper lagert das Wasser ein, es bilden sich Ödeme.

Bei einer Untersuchung von Medizinern vom Bonner Institut für Ernährungswissenschaften und vom Herzzentrum Bad Oeynhausen zeigte sich deutlich der Zusammenhang zwischen der Höhe des Vitamin-D-Mangels und der Schwere der Herzinsuffizienz. Die Patienten mit einer Herzerkrankung waren im Vergleich zu der gesunden Kontrollgruppe zu 50 % mit Vitamin D unterversorgt (41). Der wundervolle Schluss der Forscher aus diesen Studien: Ist der Körper in genügendem Maße mit Vitamin D versorgt, beugen Sie der Entstehung einer Herzschwäche optimal vor! Die Bonner Mediziner empfehlen eindringlich, dem Vitamin-D-Mangel durch die Einnahme von Vitamin-D-Präparaten vorzubeugen!

Der beste Schutz für Ihr Immunsystem: Vitamin D

Ein gut funktionierendes Immunsystem ist die Grundlage der körperlichen Gesundheit. Unser Immunsystem ist der Schutzwall unseres Körpers gegen Viren, Bakterien und Mikroorganismen. Diese Aufgabe übernehmen Antikörper und spezielle weiße Blutkörperchen, die sensibilisierten Lymphozyten. Kommt das Immunsystem ins Ungleichgewicht, greifen diese Lymphozyten unseren Körper plötzlich an. Das tritt im Fall einer Schwächung des Immunsystems durch Viren oder Bakterien ein. Manche Menschen leiden aber dauerhaft an einer Immunschwäche. Zu diesen Autoimmunkrankheiten zählt vor allem Diabetes mellitus (Typ 1), Multiple Sklerose oder rheumatoide Arthritis.

Seit einigen Jahren warnen Wissenschaftler weltweit vor den Folgen des teilweise dramatischen Vitamin-D-Mangels (21a). Als eines der ersten europäischen Länder hatte Finnland bereits im Jahre 2003 darauf reagiert: Milch, Milchprodukte und Margarine wurden standardmäßig mit Vitamin D angereichert. Das Ergebnis ist eher ernüchternd. Eine von der Regierung in Auftrag gegebene Studie an der Universität von Turku mit 142 Mädchen zwischen 12 und 18 Jahren registrierte eine lediglich minimale Verbesserung des Vitamin-D-Spiegels im Blut (Serum 25-hydroxyvitamin D) ein Jahr nach der Einführung der Maßnahme trotz der deutlich erhöhten Zufuhr von Vitamin D durch die Nahrung. Fazit: Gerade bei Jugendlichen – und besonders in den Wintermonaten – wird eine ausreichende Versorgung mit Vitamin D über Nahrungsergänzungen nicht erreicht. Dabei ist noch nicht berücksichtigt, dass das auf diese Weise zugeführte Vitamin D im Körper anders „verarbeitet" wird und teilweise auch anders und geringer wirkt als das Vitamin-D-Serum, das durch die UV-Bestrahlung der Haut im Körper gebildet wird (80 bis 90 % des aktiven Vitamin D wird auf diese Weise erzeugt). Die Studie belegt einmal mehr, dass ein Ausweg aus dem inzwischen von niemandem mehr bestrittenen, epidemischen Vitamin-D-Mangel ohne die UV-Strahlen der Sonne (und wo die fehlt, der „künstlichen Sonne") nicht möglich sein wird.

Vor kurzer Zeit haben Mediziner herausgefunden, dass das Ausmaß an Immunkrankheiten in Äquatornähe und damit langer Sonnenscheindauer wesentlich geringer ist. Das gebildete Vitamin D hat dabei eine zentrale Bedeutung für die Immunzellen. Ähnlich wie bereits weiter oben geschildert hat das Vitamin D eine schützende Wirkung auf die Zellgesundheit, so dass das Risiko einer Autoimmunkrankheit sinkt. Wie phantastisch Vitamin D genau bei den verschiedenen Krankheitsbildern wirken kann, lesen Sie im Folgenden.

Vitamin D verringert das Diabetes-Risiko

Diabetes vom Typ 1 ist eine chronische Erkrankung, die nur im Kindesalter auftritt, im Gegensatz zu der Typ 2-Diabetes mellitus, die erst im Erwachsenenalter auftritt. Kennzeichnend für den Typ-1-Diabetes ist eine ausgeprägte Gewichtsabnahme innerhalb kürzester Zeit, verbunden mit ständigem Durstgefühl, häufigem Wasserlassen, Erbrechen und gelegentlich auch Wadenkrämpfen und Bauchschmerzen. Allgemeine Symptome wie Müdigkeit und Kraftlosigkeit, Sehstörungen und Konzentrationsstörungen kommen hinzu. Kopfschmerzen sind auch nicht ungewöhnlich. Mehr als 70 % der schwangeren Frauen mit Diabetes (16) leiden unter einem Mangel an Vitamin D (25-hydroxyvitamin D), so das Ergebnis einer Studie am Medizinischen Institut der Universität Teheran mit 741 Frauen aus fünf verschiedenen Klinken des Landes. Vitamin D spielt eine wichtige Rolle bei der Regulierung der Insulin-Ausschüttung im Körper. Sein Mangel kann zu gravierenden gesundheitlichen Schäden bei Mutter und Kind führen. Die Bedeutung des „Sonnenschein-Vitamins" besonders in der Schwangerschaft wird von einer Reihe von Studien der letzten Jahre unterstrichen. Was aber führt zu dieser Erkrankung? Bei diesem Krankheitstyp zerstört das körpereigene Immunsystem die insulinproduzierenden Betazellen in der Bauchspeicheldrüse. Dadurch ist die Insulinproduktion des Körpers stark eingeschränkt. Folge davon wiederum ist, dass die Glukose, die zur Energieproduktion gebraucht wird, nicht in die Zellen diffundieren kann, sondern sich im Blut ansammelt. Diese Reaktion setzt bereits mehrere Jahre vor dem Ausbruch der Krankheit ein. Die daraus folgende Zerstörung der insulinproduzierenden Betazellen führt nach und nach zu einem zunehmenden Insulinmangel. Erst wenn ca. 80 bis 90 % der Beta-Zellen zerstört sind, zeigen sich die ersten Symptome der Typ-1-Diabetes. In der Anfangsphase der Erkrankung ist also durchaus noch eine kleine Insulinrestproduktion vorhanden.

Auffällig war schon immer, dass die Krankheit in Äquatornähe äußert selten auftritt. Finnland hingegen hat weltweit das höchste Vorkommen von Typ 1 Diabetes. Im Norden des Landes scheint die Sonne im Winter täglich nur zwei Stunden. Dadurch hat der Körper keine Chance, aus dem Sonnenlicht das nötige Vitamin D zu bilden.

Was liegt näher, als diese Verbindung genauer zu untersuchen? Eine finnische Studie hat daher zwischen 1966 und 1997 bei 12.000 Teilnehmern den direkten Zusammenhang zwischen der Einnahme von Vitamin D bei Kleinkindern (42) und dem späteren Entstehen von Typ 1 Diabetes hergestellt. Die Untersuchungen brachten das einzigartige Ergebnis, dass die Kinder, die ein Vitamin-D-Ergänzungspräparat erhielten, ein um 80 % niedrigeres Diabetes-Risiko hatten. Vitamin D ist also die wirksame Präventivmaßnahme gegen Diabetes!

Ein hoher Vitamin-D-Spiegel vermindert das Risiko, an MS zu erkranken

Multiple Sklerose, kurz auch MS genannt, ist eine chronische entzündliche Erkrankung des zentralen Nervensystems. MS tritt meist im Alter zwischen 20 und 40 auf und ist damit die häufigste neurologische Erkrankung im jungen Erwachsenenalter mit weltweit über einer Million Erkrankten. Frauen sind überproportional häufig betroffen. Bei MS greifen Abwehrzellen des Körpers das Gehirn und Rückenmark an, was zu Nervenschädigungen führt. Es treten verstreut Entzündungsherde und Vernarbungen (Sklerosen) auf, die die Muskelkoordination lähmen. Betroffene beschreiben die Krankheit oft als Krankheit mit „unberechenbaren Auswirkungen". Die Symptome einer MS-Erkrankung sind meist sehr unterschiedlich und schwer zu diagnostizieren. Dadurch ist auch der Verlauf von Patient zu Patient sehr unterschiedlich.

Ganz sicher stellt die Unvorhersagbarkeit des Krankheitsverlaufes eine besondere Belastung für Neuerkrankte und ihre Angehörigen dar. Es gibt sowohl sehr milde Verlaufsformen, die im Alltagsleben kaum spürbar sind. Andererseits können aber auch gravierende Verläufe auftreten, welche die Erkrankten innerhalb kurzer Zeit ihrer Selbständigkeit berauben.

Das sind die häufigsten ersten Symptome:

- Lähmungen der Extremitäten,
- Missempfindungen (Kribbeln, Taubheit)
- Koordinationsstörungen
- Sehstörungen (Entzündung der Sehnerven),
- Eingeschränkte Konzentration und geistige Leistungsfähigkeit,
- Müdigkeit,
- Schwindel,
- Sprachstörungen,
- Blasenschwäche, Störungen der Harnwege und Verdauungsorgane,
- Leistungsschwäche bei erhöhter Körper- oder Außentemperatur (Uthoff-Phänomen (43)).

Die genauen Ursachen der MS sind noch nicht komplett erforscht. Man nimmt an, dass vielfältige Faktoren, wie genetische, infektiöse und auch Umweltfaktoren das Risiko beeinflussen, dass ein Mensch an Multipler Sklerose erkrankt. Bemerkenswert ist aber die Tatsache, dass die Krankheit um so seltener auftritt, je näher man an den Äquator kommt und um so häufiger, je nördlicher eine Bevölkerung angesiedelt ist.

Entscheidend ist wahrscheinlich, dass die Immunzellen positiv durch das im Sonnenlicht gebildete Vitamin D beeinflusst werden. Neue Ergebnisse einer Studie an der Harvard School of Public Health (44) unterstützen bisherige Vermutungen. Die gerade veröffentlichten Daten ermittelten die Forscher aus der Untersuchung von Blutproben, die während der Dienstzeit von US-Militärangehörigen genommen wurden. Das Ergebnis ist überwältigend: Die Teilnehmer, die einen hohen Vitamin-D-Gehalt im Blut aufwiesen, hatten ein wesentlich geringeres Risiko, später eine MS zu entwickeln.

Allerdings konnte bislang nicht festgestellt werden, ob sich Vitamin D ebenso einzigartig auf eine bereits ausgebrochene MS auswirkt! Fest steht allerdings, dass Sie Ihr und das Risiko Ihrer Kinder, an MS zu erkranken, durch eine zusätzliche Einnahme des Vitamins in Form von Vitaminpräparaten entscheidend beeinflussen können.

Rheumatoide Arthritis? So bekämpft Vitamin D die Schmerzen

Die häufigste entzündliche Erkrankung der Gelenke ist die rheumatoide Arthritis (RA). Wichtigste Eigenschaften dieser Erkrankung sind:

- sie betrifft eine Vielzahl von Gelenken
- sie ist chronisch, d.h. die Erkrankung besteht über einen langen Zeitraum

An rheumatoider Arthritis können Patienten in jedem Alter erkranken, am häufigsten bricht die Krankheit aber zwischen dem 30. und 50. Lebensjahr aus. In Deutschland ist knapp 1 Million Menschen von rheumatoider Arthritis betroffen – Frauen erkranken dabei dreimal öfter als Männer.

Die Wissenschaft nimmt als Ursache eine Fehlsteuerung des Immunsystems an: Zellen des Immunsystems greifen körpereigene Strukturen an. Angriffspunkt für das funktionsgestörte Immunsystem ist die Innenhaut der Gelenkkapseln, die sogenannte Synovialmembran. Das fehlgesteuerte Immunsystem löst Entzündungsreaktionen aus, die die Innenhaut der Gelenkkapseln wuchern lässt. Schreitet die Krankheit fort, werden auch Knorpel und Knochen angegriffen. Langfristig werden die erkrankten Gelenke irreversibel zerstört und verlieren damit Ihre Funktionsfähigkeit.

Die Symptome der Erkrankung werden von allen Betroffenen als äußert schmerzhaft beschrieben. An rheumatoider Arthritis erkrankte Menschen leiden vor allem unter Morgensteifigkeit der Gelenke. Schon das Festhalten der Kaffeetasse wird zum Problem. Die Gelenke entzünden sich im weiteren Verlauf. Sie schwellen stark an, röten sich und schmerzen unerträglich. Häufig verformen sich die Gelenke außerdem. Charakteristisch ist, dass die Entzündung immer parallel die Gelenke beider Hände oder Füße befällt.

Die Erkrankung kann erfolgreich mit Medikamenten therapiert werden. Leider mit oft folgenschweren Nebenwirkungen. Aber auch hier gibt es Hoffnung für die schmerzgeplagten Patienten: Neue Studien zeigen, dass die Verabreichung von Vitamin D die Aktivität der Zellen, die die Gelenke zerstören, bewirkt! Nehmen auch Sie die Chance wahr, Ihre Schmerzen durch die Einnahme von Vitamin D zu lindern und beweglich wie früher zu werden!

Vitamin D ist Ihr Gute-Laune-Macher

Phasen der Traurigkeit und Niedergeschlagenheit erlebt jeder Mensch in seinem Leben immer wieder einmal. Bei den meisten Menschen sind diese Tiefs aber am nächsten Tag auch schon wieder vergessen. Wir sprechen dann gern von einer „Depression". Dies hat aber nichts mit einer Depression als behandlungsbedürftiger Erkrankung zu tun. Menschen, die unter der behandlungsbedürftigen Form leiden, fühlen sich permanent antriebsschwach, entmutigt und ängstlich. Sie befürchten, Ihren Aufgaben nicht gewachsen zu sein. Meist können die Betroffenen Ihr Leben dadurch tatsächlich nicht mehr allein bestreiten. Im Winter ist dieser Effekt verstärkt zu bemerken: viele leiden unter der so genannten Winterdepression. Frauen leiden oft während Ihrer Monatsblutung unter dem PMS (Prämenstruellen Syndrom). Auch hier treten die gleichen Symptome wie bei einer Depression auf.

Aber: Eine Depression ist kein unausweichliches Schicksal und viele depressive Menschen können mit einer angemessenen Therapie erfolgreich behandelt werden. Da Antidepressiva oft schwerwiegende Nebenwirkungen haben, sollten Sie es zunächst mit dem versuchen, was jeden Menschen glücklich stimmt: Das wohlige Gefühl nach einem sonnigen Tag am Strand. Und diese Wohlfühlreaktion ist direkt auf das Vitamin, was dabei gebildet wird, zurückzuführen. Vitamin D wird nicht umsonst auch als „Sonnenvitamin" bezeichnet. Das Vitamin D sorgt dafür, dass unser Gehirn Serotonin produziert. Das Serotonin steuert bei uns Menschen in erster Linie den Gemütszustand und den Schlafrhythmus.

Allerdings ist die Serotonin-Entstehung abhängig von einem ausreichenden Vitamin-D-Gehalt im Blut. Und das über eine längere Zeit. Daher wurden im Umkehrschluss unter Vitamin-D-Mangel vermehrt Depressionen beobachtet. Dies ist auch eine Erklärung für das Auftreten der Winterdepression. Im Winter fallen bei allen Menschen die Vitamin-D-Spiegel ab. Sinken die Spiegel zu tief, kann eine Depression entstehen oder sich verstärken.

Nehmen Sie Symptome einer beginnenden Depression ernst und handeln Sie sofort. Holen Sie sich die Sonne einfach in Ihr Wohnzimmer zurück, in dem Sie sich mit Vitamin-D-Präparaten versorgen – dem Stimmungsmacher!

So versorgen Sie Ihren Körper am besten mit Vitamin D

Sie werden sich sicherlich denken: Wenn ich zu wenig Vitamin D im Körper habe, warum stelle ich dann meine Ernährung nicht einfach um, gehe unter das Solarium oder kaufe mir die Brausetabletten beim Discounter?

Ich werden Ihnen sagen, warum es eben nicht so einfach ist, wie es scheint. Und was Sie stattdessen tun können, um tödlich verlaufenden Krankheiten wie Krebs und Herzkrankheiten vorzubeugen und Ihre Knochengesundheit sicherzustellen.

Vitamin D aus Nahrungsmitteln

Eine Büchse Sardinen oder Makrele oder ein Aal gefällig? Tatsächlich ist es so, dass sehr Vitamin-D-reiche Speisen äußerst selten auf unserem Speiseplan stehen. Vor allem sehr fettreiche Fische enthalten die nötige Dosis. Alle anderen Lebensmittel, die man automatisch in Verbindung mit Vitamin D und „Knochenaufbau" in Zusammenhang bringt, enthalten so wenig Vitamin D, dass man beispielsweise 10 Gläser Milch pro Tag trinken müsste, um den täglichen Bedarf zu decken. Sie sehen, der Vitamin-D-Gehalt der Lebensmittel zeigt die geringe Rolle der Nahrung für die Vitamin-D-Versorgung.

Bei der folgenden Tabelle halten Sie bitte immer im Hinterkopf, dass jeder Mensch – unabhängig vom Lebensalter – 1.000 Einheiten (IE = Internationale Einheiten) Vitamin D zu sich nehmen sollte.

Vitamin-D-Gehalt in Lebensmitteln

Nahrungsmittel	IE/100 Gramm	%-Satz vom Tagesbedarf
Hering	1.240,00	124,00
Lachs	640,00	64,00
Sardine	282,00	28,00
Aal	270,00	27,00
Kalbfleisch	152,00	15,20
Hühnerei	140,00	14,00
Leber (Rind)	68,00	6,80
Kabeljau	52,00	5,20
Sahne	44,00	4,40
Kuhmilch	3,20	0,32

Vitamin D aus der Steckdose

Jeden Tag lassen sich Millionen Menschen unter den Solarien der Welt „braten". Leiden diese Menschen nun alle nicht unter einem Vitamin-D-Mangel? Genauso wie alle anderen auch, muss ich Sie enttäuschen. Denn auch das in Sonnenstudios verwendete UV-A Licht führt nicht zur Vitamin D Bildung in der Haut. Denn für die Vitamin-D-Synthese ist der Körper auf UV-B-Licht angewiesen.

Kanadas Ärzte fordern: Regierung soll Vitamin-D-Empfehlung drastisch erhöhen

Ein offener Streit über das „Sonnenschein-Vitamin" D zwischen Kinder-, Frauenärzten und der Krebsgesellschaft auf der einen und der regierungsoffiziellen Gesundheitsbehörde, Canada Health, auf der anderen Seite spitzt sich seit Mitte dieses Jahres ständig zu. Die Ärzte-Organisationen fordern Empfehlungen für eine optimale tägliche „Ration" an Vitamin D, die z. B. für Schwangere um ein 10faches höher liegen soll, als die von der Regierung bisher angegebenen Mengen. Die Ärzte verweisen auf die zahlreichen Studien der letzten Zeit, in denen die zentrale Bedeutung einer ausreichenden Versorgung mit dem „Sonnenschein-Vitamin" für die Vorbeugung von Infektions-, Autoimmun- und Krebserkrankungen (13) unterstrichen wird. Da ca. 90 % des Vitamin D im Körper selbst durch UV-B-Strahlen (der Sonne oder im Solarium) gebildet wird, sind die Kanadier hier durch ihre geographische Lage und den dadurch bedingten besonders langen „Vitamin-D-Winter" stark benachteiligt. Der Verweis der Regierung auf ähnliche Richtlinien in den USA sei also, so die Ärzte-Organisationen, nicht angemessen. Sowohl die kanadischen als auch die US-amerikanischen Behörden wollen jetzt ein Verfahren zur Revision der Empfehlungen in beiden Ländern in Gang setzten.

Fast 60 % der Deutschen leiden unter Vitamin-D-Mangel

Mehr als die Hälfte der Menschen in der Bundesrepublik Deutschland weisen ein z. T. erhebliches Defizit an Vitamin D auf (22). Das ergab eine Studie des Robert Koch Instituts gemeinsam mit der Universität Kiel, die in diesen Tagen in der internationalen Fachzeitschrift European Journal of Clinical Nutrition erschienen ist. Vitamin D (als Serum 25-hydroxyvitamin D (25OHD) im Blut gemessen) wird zu ca. 90 % durch UV-Bestrahlung der Haut im Körper selbst gebildet und wird daher auch als „Sonnenschein-Vitamin" bezeichnet. Die repräsentative Studie mit mehr als 4.000 Teilnehmern ergab einen Vitamin-D-Spiegel im Blut unterhalb der kritischen Grenze von 50 nmol/l bei 57 % der untersuchten Männer und 58 % der Frauen aller Altersstufen. Bei den über 65jährigen Frauen stieg dieser Anteil auf 75 %. In den Wintermonaten war das Vitamin-D-Defizit besonders deutlich. In den Monaten Oktober bis März sind die Strahlen der Sonne in Deutschland nicht in der Lage, die Produktion von Vitamin D im Körper anzustoßen. Schlussfolgerung der Wissenschaftler: „Der Vitamin-D-Mangel ist ein Problem der öffentlichen Gesundheit in Deutschland".

Vitamin-D-Nahrungsergänzungspräparate

1. Synthetische Vitamin-D-Produkte

Sehr viele Vitamin-D-Ergänzungspräparate können bei Überdosierung Vergiftungserscheinungen hervorrufen. Zu diesen Vergiftungserscheinungen kommt es, wenn Sie längere Zeit eine sehr hohe Menge von künstlichem Vitamin D zu sich nehmen. Hergestellt wird das künstliche Vitamin D, indem man Öle dem ultravioletten Licht aussetzt. Dieses künstliche Vitamin D ist in den meisten handelsüblichen Produkten enthalten.

Gewonnen wird das Öl, das man zur Produktion des Vitamins bestrahlt, aus dem Sekret der Talgdrüsen des Schafes. Die Gewinnung erfolgt nach dem Scheren der Schafe, in dem das Sekret aus dem geschorenen Fell ausgewaschen wird. Diesen Prozess müssen Sie sich wie eine chemische Reinigung vorstellen. Die Wolle wird nämlich zuvor, um Öl bestmöglich herausziehen zu können, mit Lösungsmitteln behandelt. Diese gelangen natürlich ungefiltert in das Konzentrat, das zur Herstellung des künstlichen Vitamin D verwendet wird. Und dass sich viele Millionen

Menschen täglich zuführen. Daher ist die Aussage, Vitamin D ist giftig, die man oft zu hören bekommt, durchaus berechtigt. Allerdings trifft das auf Vitamin D im natürlichen Lebensmittelverbund nicht zu, da dann die extrem hohen Tagesmengen nicht über einen längeren Zeitraum zu sich genommen werden.

Was passiert, wenn Sie dieses künstliche Vitamin D über lange Zeit in sehr hohen Mengen zuführen? Der Körper speichert Vitamin D. Das ist dadurch zu erklären, dass der Calciumgehalt des Blutes sich enorm erhöht. Dadurch steigt der Blutdruck, was wiederum zu Calciumablagerungen in den weichen Geweben führt. Dadurch wird die Vergiftung hervorgerufen. Eine Vitamin-D-Vergiftung kann zu Übelkeit, Erbrechen, Durchfall, Bauchkrämpfen, Gewichtsverlust, Reizbarkeit und der Bildung von Calciumablagerungen in der Lunge, im Bindegewebe und vor allem zu Nierensteinen führen.

Bei Erwachsenen geht man davon aus, das eine Einnahme von 25.000 IE (45) über einen längeren Zeitraum Vergiftungserscheinungen hervorrufen. Bei Säuglingen ist der Wert bereits bei 1.800 IE anzusetzen (46).

Außer der großen Gefahr, die Sie eingehen, wenn Sie zu viel künstliches Vitamin D zuführen, erzielen Sie außerdem nicht den optimalen Effekt für Ihre Gesundheit. Das liegt daran, dass die Bioverfügbarkeit des künstlichen Vitamin D geringer ist. Sprich, die beste gesundheitsfördernde Wirkung haben Sie mit natürlichem Vitamin D, gebildet in Ihrer Haut durch die Sonne und mit Vitamin D im natürlichen Lebensmittelverbund.

Stichwort Bioverfügbarkeit:

Die Bioverfügbarkeit stellt den Anteil eines Stoffes dar, der permanent in unserem Blutkreislauf zur Verfügung steht. Bei Einnahme eines Stoffes zeigt diese Messgröße, wie schnell und zu welchen Anteilen der Stoff vom Körper aufgenommen wird und zur weiteren Verarbeitung verfügbar ist.

Die Angst vor der Toxizität des künstlichen Vitamin D führt auch immer wieder dazu, dass Mediziner und Ärzte zu einer sehr viel geringeren Einnahmemenge raten, als eigentlich notwendig ist. Und das – leider – aus reiner Unwissenheit. Vollkommen unbeachtet bleibt dabei nämlich die Herkunft des Vitamin D oder auch der individuelle Bedarf des Einzelnen.

2. Natürliche Vitamin-D-Produkte

Aber Vitamin D wäre nicht das hochgepriesene Krebsvitamin, wenn es nicht auch die natürlich gewonnene Form gäbe. Dieses Vitamin D, entsteht ausschließlich im Pflanzenbereich und muss im natürlichen Verbund bleiben, was für die Verträglichkeit und optimale Aufnahme im Körper von entscheidender Bedeutung ist. Die Methode der natürlichen Gewinnung wurde im Jahr 1927 von dem Chemiker Adolf Windaus entdeckt. Der im Jahr darauf für seine „Verdienste um die Erforschung des Aufbaus der Sterine und ihres Zusammenhanges mit den Vitaminen" sogar den Nobelpreis für Chemie erhielt.

Seine Methode basiert darauf, Ergosterin, das beispielsweise in der Zellmembran von Hefe vorkommt, durch UV-B-Strahlung in Vitamin D umzuwandeln. Vereinfacht gesagt, entsteht aus dem Naturstoff „Hefe" der Naturstoff „Vitamin D". Und das ganz ohne den Zusatz chemischer Stoffe, die anschließend bei der Einnahme in den menschlichen Körper gelangen können.

Da dieses Verfahren jedoch sehr viel kostenintensiver und aufwändiger ist, als die Gewinnung aus der Schafswolle, wird diese Form der Herstellung nur von sehr wenigen Firmen durchgeführt.

Die Lügen der Pharmaindustrie

Stellen Sie sich einmal folgende Pressemitteilung vor: Ein weltweit tätiges Pharmaunternehmen hat eine Super-Pille entwickelt, die gleichzeitig Erkrankungen wie Herzinfarkt, Krebs, Schlaganfall, Osteoporose, Allergien, MS, Diabetes Mellitus, Arthritis und Autoimmunkrankheiten nahezu eliminiert. Unzählige Fernsehsender würden Sondersendungen bringen, die Zeitungen wären voll mit Berichten über die Wunderpille und die Aktien der Firma würden ins unermessliche steigen.

Ich aber verrate Ihnen: Diese Wunderpille gibt es schon längst. Es handelt sich um nichts anderes, als das durch Sonnenlicht produzierte Vitamin D im Körper. Jeder Mensch, vom Kleinkind bis zum alten Menschen, sollte täglich mindestens 1000 I.E. zu sich nehmen, um seinen Gesundheitszustand zu erhalten.

Über Jahrzehnte hinweg sind wir bewusst auf eine falsche Fährte gelockt worden. Denn bedenken Sie eines: Heute herrscht das Antibiotikum-Zeitalter. Mit der Entdeckung des Penicillins 1928 wurden günstige und natürliche Therapieformen bewusst in die Vergessenheit verdrängt. Haupt-Nutznießer dieser Taktik ist die Pharmaindustrie! Jahrzehntelang wurde uns erfolgreich indoktriniert, dass synthetische Medikamente sehr viel erfolgreicher bei der Therapie von Krankheiten sind.

Auch die Kosmetikindustrie, unterstützt durch den breiten Chor der Hautärzte, hat durch taktische Schachzüge die Gefahr von Sonnenstrahlung hochstilisiert. Hunderte von Millionen Euro wurden mit Sonnenschutzmitteln verdient. So dass selbst derjenige, der sich der Sonne aussetzt, keinerlei Nutzen von den nützlichen Sonnenstrahlen hatte. Der therapeutische Nutzen der Sonne wurde vollkommen in den Hintergrund gedrängt. Milliarden wurden investiert, um den einzigen Schaden, der zuviel Sonnenlicht anrichten könnte, zu verringern: Nicht-Melanom Hautkrebs.

Die Folge: Ausgelöst durch die geringere Produktion von körpereigenem Vitamin D steigt die Anzahl der Brust-, Prostata-, Darmkrebserkrankungen und anderer Krankheiten in einem unverantwortlich hohem Verhältnis. Nicht-Melanom Hautkrebs hat eine 98-prozentige Überlebensrate! Die anderen genannten Krebsarten liegen im einstelligen Bereich!

Fazit: Vitamin D – Die wirksamste Medizin gegen eine Vielzahl von Erkrankungen

Wie Sie gesehen haben, ist Vitamin D nahezu eine Wunderwaffe gegen diverse Erkrankungen. Mittlerweile hat man sogar herausgefunden, dass der schützende Effekt von Vitamin D in zahlreichen Geweben eine wesentliche Rolle zur Vorbeugung gegen Alterungsvorgänge spielt. Somit kann Vitamin D sogar eine wichtige Substanzen für einen Einsatz in der „Anti-Aging-Therapie" werden.

In unzähligen Studien wurde immer wieder die therapeutische, heilende und vorbeugende Wirkung von Vitamin D bewiesen. Bei einer großen Anzahl von schweren Erkrankungen, wie Krebs, Herzerkrankungen, Autoimmunerkrankungen, chronischen Schmerzen, Depressionen sowie einer Vielzahl weiterer Beschwerden ist der Zusammenhang mit einem zu geringen Vitamin-D-Gehalt im Blut signifikant. Eine Nahrungsergänzung in hohen Dosen mit Vitamin D ergab in den meisten Fällen eine Linderung oder sogar totale Heilung der schweren Krankheiten.

Da wir in unseren Breitengraden leider nicht begünstigt sind, unserem Körper die Chance zu geben, dass notwendige Vitamin D durch natürliche Sonnenbestrahlung zu bilden, empfehle ich Ihnen folgendes: Am sichersten ist es, eine tägliche Supplementierung von mindestens 1000 I.E. Vitamin D im natürlichen Lebensmittelverbund selbst vorzunehmen. Das hat einen weiteren Vorteil: Sie entgehen der Gefahr, einen Sonnenbrand zu bekommen, der Hautkrebs entstehen lässt!

Literaturquellen:

1. John Kappelman et al., First Homo erectus from Turkey and implications for migrations into temperate Eurasia, American Journal of Physical Anthropology, online vorab publiziert, 7. Dezember 2007

2. Huldschinsky, K. Heilung von Rachitis durch Künstliche Höhen sonne Deutsche med. Wochenschrift, 1919, 45, 712–713

3. Erin D Michos et al., 25-OH Vitamin D Deficiency and the Risk of All-Cause Mortality in the General Population: Results from the Third National Health and Nutrition Examination Survey Linked Mortality Data, Circulation, 2007;116:II_826; Holick MF. Vitamin D Deficiency. N Engl J Med 357: 266-281, 2007

4. Hyun-Sook Lim et al., Cancer survival is dependent on season of diagnosis and sunlight exposure, International Journal of Cancer, Volume 119, Issue 7 , Pages 1530 - 1536

5. Chiu et al., Hypovitaminosis D is associated with insulin resistance and ß cell dysfunction. Am J Clin Nutr 79: 820-5, 2004

6. Froicu et al. Molecular Endocrinology 17 (12): 2386-2392, 2003

7. Neurology 62: 60, 2004

8.Neurology 62: 60, 2004; Arthritis Rheumatism 50: 72, 2004; Exp Biol Med 229: 1136, 2004

9. Thomas J. Wang et al., Vitamin D Deficiency and Risk of Cardiovascular Disease, Circulation, 2008; 117:503-511, vorab online publiziert: 7. Januar, 2008

10. Jenny Chang-Claude et al, Serum 25-hydroxyvitamin D and risk of post-menopausal breast cancer-results of a large case-control study, Carcinogenesis, 2008 29(1):93-99

11. Kana Wu et al., A Nested Case–Control Study of Plasma 25-Hydroxyvitamin D Concentrations and Risk of Colorectal Cancer, Journal of the National Cancer Institute vorab veröffentlicht online, 10. Juli, 2007; PMID 17215380

12. Medical Hypotheses; Zoya Lagunova et al., Prostate cancer survival is dependent on season of diagnosis, The Prostate, Volume 67, Issue 12 , Pages 1362 – 1370, 2007

13. globeandmail.com; B.A. Ingraham , B. Bragdon, A. Nohe, Molecular basis of the potential of vitamin D to prevent cancer, Current Medical Research and Opinion, vorab online veröffentlicht, Nov. 2007; Park SY, Murphy SP, Wilkens LR, Nomura AM, Henderson BE, Kolonel LN. Calcium and vitamin D intake and risk of colorectal cancer: the Multiethnic Cohort Study. Am J Epidemiol. 2007 Apr 1;165(7):784-93. Epub 2007 Jan 10; Vitamin D schützt vor Brust- und Darmkrebs. In: Ärztliche Praxis 7 (2007) S.6.; Bessere Überlebenschance bei Lungenkrebs dank Vitamin D. Aus: Wei Zhou (Harvard School of Public Health) et al.: Beitrag zum Jahrestreffen der Amerikanischen Gesellschaft für Krebsforschung, Anaheim. 09.04.2005. , Zit. 13.02.2007

14. Thomas J. Wang et al., Vitamin D Deficiency and Risk of Cardiovascular Disease, Circulation, 2008; 117:503-511, vorab online publiziert: 7. Januar, 2008; Lu Wang et al., Dietary Intake of Dairy Products, Calcium, and Vitamin D and the Risk of Hypertension in Middle-Aged and Older Women, Hypertension. February 7, 2008 (vorab online veröffentlicht)

15. Froicu et al., Mol Endocrinol 17: 2386, 2003

16. Z. Maghbooli et al., Correlation between vitamin D deficiency and insulin resistance in pregnancy. Diabetes Metab Res Rev. 2. Juli 200. vorab online; Froicu et al., Mol Endocrinol 17: 2386, 2003

17. Weller EB et al. Impact of depression and ist treatment on the bones of growing children. Curr Psychiatry Rep. 2007 Apr;9(2):94-8.

18. Selvaraj P et al. Regulatory region polymorphisms of vitamin D receptor gene in pulmonary tuberculosis patients and normal healthy subjects of south india. Int J Immunogenet. 2008 Apr 7 [Epub ahead of print]

19. Hess, A. & Unger, L. Cure of infantile rickets by sunlight JAMA, 1921, 77, 39–41

20. Segaert S. Vitamin D regulation of cathelicidin in the skin: toward a renaissance of vitamin D in dermatology? J Invest Dermatol. 2008 Apr;128(4):816-24.; Liao YH, Chiu HC, Tseng YS, Tsai TF. Comparison of cutaneous tolerance and efficacy of calcitriol 3 microg g(-1) ointment and tacrolimus 0.3 mg g(-1) ointment in chronic plaque psoriasis involving facial or genitofemoral areas: a double-blind, randomized controlled trial. Br J Dermatol. 2007 Nov;157(5):1005-12; Saraceno R, Andreassi L, Ayala F, Bongiorno MR, Giannetti A, Lisi P, Martini P, Peris K, Peserico A, Chimenti S. Efficacy, safety and quality of life of calcipotriol/betamethasone dipropionate (Dovobet) versus calcipotriol (Daivonex) in the treatment of psoriasis vulgaris: a randomized, multicentre, clinical trial. J Dermatolog Treat. 2007;18(6):361-5; van de Kerkhof PC, Murphy GM, Austad J, Ljungberg A, Cambazard F, Duvold LB. Psoriasis of the face and flexuresJ Dermatolog Treat. 2007;18(6):351-60.

21. William B. Grant, Seasonal variation in the United Kingdom of enteric viruses-astrovirus, norovirus, and rotavirus-appears linked to solar ultraviolet-B doses and vitamin D, Epidemiology and Infection, 10. Februar 2008 (vorab online publiziert)

21a. Marjo Lehtonen-Veromaa et al., Prospective study on food fortification with vitamin D among adolescent females in Finland: minor effects, British Journal of Nutrition, 14. Februar 2008;:1-6; M. O'Sullivan et al., High prevalence of vitamin D insufficiency in healthy Irish adults, Irish Journal of Medical Science, 15. Februar 2008 (vorab online publiziert).

22. B Hintzpeter et al., Vitamin D status and health correlates among German adults, European Journal of Clinical Nutrition, online vorab veröffentlicht.

23. Palmer SC et al. Meta-analysis: vitamin D compounds in chronic kidney disease. Ann Intern Med. 2007 Dec 18;147(12):840-53.

24. Yamada S, Takagi H, Tsuchiya H, Nakajima T, Ochiai H, Ichimura A, Iwata H, Toriyama T.Comparative studies on effect of risedronate and alfacalcidol against glucocorticoid-induced osteoporosis in rheumatoid arthritic patients. Yakugaku Zasshi. 2007 Sep;127(9):1491-6.

25. Antoniades CG, Berry PA, Bruce M, Cross TJ, Portal AJ, Hussain MJ, Bernal W, Wendon JA, Vergani D. Actin-

free Gc globulin: a rapidly assessed biomarker of organ dysfunction in acute liver failure and cirrhosis. Liver Transpl. 2007 Sep;13(9):1254-61; Crawford BA, Kam C, Pavlovic J, Byth K, Handelsman DJ, Angus PW, McCaughan GW. Zoledronic acid prevents bone loss after liver transplantation: a randomized, double-blind, placebo-controlled trial. Ann Intern Med. 2006 Feb 21;144(4):239-48; Millonig G, Graziadei IW, Eichler D, Pfeiffer KP, Finkenstedt G, Muehllechner P, Koenigsrainer A, Margreiter R, Vogel W. Alendronate in combination with calcium and vitamin D prevents bone loss after orthotopic liver transplantation: a prospective single-center study. Liver Transpl. 2005 Aug;11(8):960-6.

26. Uwe Gröber. Orthomolekulare Medizin. 2002:88-92.

27. Nettekoven S, Ströhle A, Trunz B, Wolters M, Hoffmann S, Horn R, Steinert M, Brabant G, Lichtinghagen R, Welkoborsky HJ, Tuxhorn I, Hahn A. Effects of antiepileptic drug therapy on vitamin D status and biochemical markers of bone turnover in children with epilepsy. Eur J Pediatr. 2008 Feb 13 [Epub ahead of print]; Samaniego EA, Sheth RD. Bone consequences of epilepsy and antiepileptic medications. Semin Pediatr Neurol. 2007 Dec;14(4):196-200; Gissel T, Poulsen CS, Vestergaard P. Adverse effects of antiepileptic drugs on bone mineral density in children. Expert Opin Drug Saf. 2007 May;6(3):267-78.

28. Uwe Gröber. Orthomolekulare Medizin. 2002:88-92.

29. Dyer AR, Elliott P, Stamler J, Chan Q, Ueshima H, Zhou BF; INTERMAP Research Group. Dietary intake in male and female smokers, ex-smokers, and never smokers: the INTERMAP study. J Hum Hypertens. 2003 Sep;17(9):641-54; Manari AP, Preedy VR, Peters TJ. Nutritional intake of hazardous drinkers and dependent alcoholics in the UK. Addict Biol. 2003 Jun;8(2):201-10.

30. Uwe Gröber. Orthomolekulare Medizin. 2002:88-92.

31. B Hintzpeter et al., Vitamin D status and health correlates among German adults, European Journal of Clinical Nutrition, online vorab veröffentlicht; Kana Wu et al., A Nested Case–Control Study of Plasma 25-Hydroxyvitamin D Concentrations and Risk of Colorectal Cancer, Journal of the National Cancer Institute vorab veröffentlicht online, 10. Juli, 2007

32. Prof. Jörg Reichrath. Aktuelle Trends in der Dermato-Endokrinologie. 4. Treffen der Arbeitsgruppe Dermato-Endokrinologie am 02. März 2005 im Hörsaal der Hautklinik des Klinikums Innsbruck.

33. M. F. Holick. Environmental factors that influence the cutaneous production of vitamin D. On: Am J Clin Nutr. Band 61 (3 Suppl), 1995, S. 638S–645S; Holick MF. Resurrection of vitamin D deficiency and rickets. J Clin Invest 116: 2062-2072, 2006

34. Neurology 62: 60, 2004

34a. Cannell JJ et al., Epidemic influenza and vitamin D. Epidemiol Infect. 134: 1129-40, 2006

34b. Uwe Gröber. Orthomolekulare Medizin. 2002:88-92.

35. Inoue Y et al. Vitamin D status affects osteopenia in postmenopausal patients with primary hyperparathyroidism. Endocr J. 2008 Mar;55(1):57-65.

36. Garland CF et al. Calcium and vitamin D. Their potential roles in colon and breast cancer prevention. Annals of the New York Academy of Sciences. 1999;899:107-119.

37. Jenny Chang-Claude et al, Serum 25-hydroxyvitamin D and risk of post-menopausal breast cancer-results of a large case-control study, Carcinogenesis, 2008 29(1):93-99; Holick MF Resurrection of vitamin D deficiency and rickets. J Clin Invest 116: 2062-2072, 2006; Holick MF et al., Prevalence of vitamin D inadequacy among postmenopausal North American women receiving osteoporosis therapy. J Clin Endocrinol Metabol 90: 3215-24, 2005

38. Philippe Autier, Sara Gandini, Vitamin D Supplementation and Total Mortality – Meta-analysis of Randomized Controlled Trials, Archives of Internal Medicine. Vol. 167 No. 16, September 10, 2007, 1730-1737; Editorial: Edward Giovanucci, Can Vitamin D Reduce Total Mortality?, Arch Intern Med. 2007;167:1709-1710; W. B. Grant und M. F. Holick: Benefits and Requirements of Vitamin D for Optimal Health: A Review. In: Altern Med Rev. Band 10(2), 2005, S. 94–111.

39. Vieth R Why the optimal requirement for Vitamin D is probably much higher than what is officially recommended for adults. : J Steroid Biochem Mol Biol. 2004 May;89-90(1-5): 575-9

40. Philippe Autier, Sara Gandini, Vitamin D Supplementation and Total Mortality – Meta-analysis of Randomized Controlled Trials, Archives of Internal Medicine. Vol. 167 No. 16, September 10, 2007, 1730-1737; Editorial: Edward Giovanucci, Can Vitamin D Reduce Total Mortality?, Arch Intern Med. 2007;167:1709-1710

41. Thomas J. Wang et al., Vitamin D Deficiency and Risk of Cardiovascular Disease, Circulation, 2008; 117:503-511, vorab online publiziert: 7. Januar, 2008; Lu Wang et al., Dietary Intake of Dairy Products, Calcium, and Vitamin D and the Risk of Hypertension in Middle-Aged and Older Women, Hypertension. February 7, 2008 (vorab online veröffentlicht)

42. Uwe Gröber. Orthomolekulare Medizin. 2002:88-92.

43. www.mscollege.de

44. Bessere Überlebenschance bei Lungenkrebs dank Vitamin D. Aus: Wei Zhou (Harvard School of Public Health) et al.: Beitrag zum Jahrestreffen der Amerikanischen Gesellschaft für Krebsforschung, Anaheim. 09.04.2005. , Zit. 13.02.2007

45. Cantorna MT and Mahon BD. Mounting evidence for vitamin D as an environmental factor affecting autoimmune disease prevalence. Exp Biol Med 229:1136-1142, 2004

46. Cantorna MT and Mahon BD. Mounting evidence for vitamin D as an environmental factor affecting autoimmune disease prevalence. Exp Biol Med 229:1136-1142, 2004